# 46 Repas pour la Prévention des Cavités:

## Renforcez vos dents et votre santé bucco-dentaire en consommant de la nourriture emballée d'éléments nutritifs

## Par

## Joe Correa CSN

# DROITS D'AUTEURS

Cette publication est conçue pour apporter des informations exactes et faisant autorité dans le domaine traité. Nous informons le lecteur que ni l'éditeur ni l'auteur n'ont de compétences à délivrer des conseils médicaux. Si vous avez besoin d'assistance ou de conseils médicaux, consultez votre médecin. Ce livre doit être considéré comme un guide et il ne devrait, en aucune manière, être utilisé au détriment de votre santé. Demandez l'avis de votre médecin avant de commencer ce programme nutritionnel pour vous assurer qu'il vous convient.

# REMERCIEMENTS

Ce livre est dédié à mes amis et aux membres de ma famille qui ont soufferts de maladies bégnines ou plus graves, afin qu'ils puissent trouver une solution et faire les changements nécessaires dans leur mode de vie.

# 46 Repas pour la Prévention des Cavités:

## Renforcez vos dents et votre santé bucco-dentaire en consommant de la nourriture emballée d'éléments nutritifs

## Par

## Joe Correa CSN

# SOMMAIRE

# À PROPOS DE L'AUTEUR

Après des années de recherches, je crois sincèrement aux effets positifs qu'une alimentation appropriée peut avoir sur le corps et l'esprit. Mes connaissances et mon expérience, que j'ai partagées avec ma famille et mes amis, m'ont aidé à améliorer ma santé tout au long de ma vie. Je suis persuadé que plus vous en saurez sur la manière de manger et boire sainement, plus vous souhaiterez changer votre mode de vie et votre alimentation.

La nutrition est un élément clé pour être en bonne santé et vivre plus longtemps, alors commençons dès aujourd'hui. Le premier pas est le plus important, il est aussi le plus symbolique.

# INTRODUCTION

46 Repas pour la Prévention des Cavités: Renforcez vos dents et votre santé bucco-dentaire en consommant de la nourriture emballée d'éléments nutritifs

Par Joe Correa CSN

Un magnifique sourire, sain et confiant, est une des premières choses que l'on remarque chez une personne. Nous sommes particulièrement attirés par ces caractéristiques physiques. Des dents blanches et brillantes sont tout simplement indispensables.

La plupart des médecins s'accordent sur le fait que les dents sont extrêmement importantes pour votre santé et qu'elles sont tellement connectées au reste de votre corps qu'elles peuvent faire beaucoup de dégât si elles ne sont pas bien entretenues.

La carie est le pire des ennemies quand on parle de dents. Il s'agit d'une réaction à une bactérie naturelle vivant dans notre bouche. Ces bactéries arrivent là avec la nourriture que nous ingérons. Le meilleur moyen, et le plus sain, de prévenir la prolifération nocive de ces bactéries est de changer vos habitudes alimentaires.

Avoir une bonne hygiène dentaire est important pour vos dents, mais il est encore plus essentiel d'avoir une bonne hygiène de vie et une alimentation adaptée. Notre nourriture joue un rôle primordial dans la prévention des caries et dans le maintien d'un bon état de santé en général.

Dans ce livre, j'ai préparé de délicieuses recettes qui contribuent à la prévention des caries.

Les produits laitiers, le fromage, et le lait sont riches en Calcium, un élément important dont votre corps a besoin. C'est pour cela que j'ai choisi de les inclure dans beaucoup de ces délicieuses recettes.

Les fruits et légumes, d'un autre côté, sont riches en fibres. Ils apporteront une protection naturelle contre les caries. Dans ce livre, vous trouverez plusieurs excellentes options pour sélectionner vos repas.

Si vous ne voulez plus entendre parler de caries, de couronnes, de racines et autres problèmes dentaires, essayez les bonnes vieilles méthodes ! Nourrissez-vous de ces délicieux plats naturels qui ont été élaborés dans le but de vous aider à garder vos dans saines jours après jours.

Les changements viennent toujours de l'intérieur. Emparez-vous de ce livre et vous éviterez le dentiste pendant un bout de temps !

# 46 REPAS POUR LA PREVENTION DES CAVITES: RENFORCEZ VOS DENTS ET VOTRE SANTE BUCCO-DENTAIRE EN CONSOMMANT DE LA NOURRITURE EMBALLEE D'ELEMENTS NUTRITIFS

## 1.      Omelette Au Bacon Et Au Bleu

**Ingrédients :**

30 gr de bacon, en tranche

3 œufs bio

85 gr de bleu, émietté

¼ de tasse de figues séchées, finement hachées

 ¼ de tasse de chou frisé, finement haché

1 cuillère à soupe d'huile d'olive

¼ de cuillère à café de vinaigre balsamique

Une pincée de sel

Une pincée de poivre noir, moulu

**Préparation :**

Faites chauffer un peu d'huile d'olive dans une poêle à feu moyen-vif. Ajoutez le bacon et laissez frire 3-4 minutes ou jusqu'à ce qu'il croustille. Réservez le bacon et gardez la poêle sur le feu.

Mettez le chou frisé et une tasse d'eau dans la poêle. Couvrez et laissez mijoter à feu doux jusqu'à ce que l'eau se soit évaporée.

Mélanger les figues séchées, le vinaigre balsamique, l'huile d'olive, le sel et le poivre dans un mixeur. Battez les bien et réservez la marinade au réfrigérateur pour une utilisation ultérieure.

Pendant ce temps, battez légèrement les œufs au mixeur. Assaisonnez d'un peu de sel et poivre pour donner du goût. Versez les œufs dans la poêle et faites cuire pendant une minute. Ajoutez le fromage et laissez cuire jusqu'à ce qu'il ait fondu. Sortez du feu et mettez l'omelette sur une assiette.

Recouvrez avec les tranches de bacon. Arrosez l'omelette de la marinade.

**Valeur nutritionnelle par portion :** Kcal : 201, Protéines : 8.4g, Glucides : 25.7g, lipides : 14.7g

## 2.    Salade d'Omelette au Bacon

**Ingrédients :**

3 œufs entiers

170 gr de radis rouges, en tranche

½ petite aubergine, en tranche

2 oignons verts

Une poignée de roquette fraîche

¼ de tasse d'huile d'olive

Une pincée de poivre noir fraîchement moulu

Une pincée de sel

**Préparation :**

Préchauffez votre grill à feu moyen-vif. Ajoutez les aubergines tranchées et laissez frire brièvement, 3-4 minutes. Sortez du feu et réservez.

Faites chauffer deux cuillères à soupe d'huile d'olive à feu moyen-vif. Cassez les œufs, assaisonnez de sel et de poivre, et battez énergiquement à l'aide d'une fourchette. Versez les œufs dans la poêle et laissez cuire pendant une minute. Retournez l'omelette et laissez cuire une minute. Sortez du feu et mettez l'omelette dans une assiette. Laissez refroidir et découpez en tranches.

Mélangez les œufs avec l'aubergine grillée, les radis la roquette et les oignons verts.

Arrosez d'un filet d'huile d'olive, ajoutez un peu de sel et poivre et servez.

**Valeur nutritionnelle par portion :** Kcal : 243, Protéines : 19.5g, Glucides : 7g, Lipides : 19.4g

### 3.    Sandwiches aux Œufs et à la Féta

**Ingrédients :**

4 tranches de pain complet

3 gros œufs

1 tasse de jeunes épinards, finement hachés

½ tasse de Feta, en tranche

2 cuillères à soupe d'huile d'olive extra vierge

**Préparation :**

Dans un bol, battez les œufs à l'aide d'une fourchette. Coupez le fromage en petits cubes et ajoutez-les dans le bol. Remuez énergiquement.

Dans une poêle, réchauffez l'huile d'olive à feu moyen-vif. Ajoutez les jeunes épinards et laissez cuire pendant 3 minutes sans arrêter de remuer.

Ajoutez la préparation d'œufs et de fromage et laisser frire encore 3 minutes. Retirez du feu et mettez l'omelette dans une assiette.

Faites griller le pain sans trop le brunir.

Utilisez un couteau ou une spatule pour couper l'omelette à la taille du pain et recouvrez d'une autre tranche.

Servez les sandwiches avec une cuillère à soupe de crème mais ceci est facultatif.

**Valeur nutritionnelle par portion :** Kcal : 291, Protéines : 18.7g, Glucides : 32.5g, Lipides : 10.3g

## 4.     Œufs Durs aux Légumes Verts et aux Pois Chiches

**Ingrédients :**

3 œufs durs

½ tasse de pois chiches, trempés pendant une nuit

Une poignée de roquette, entière

Une poignée de laitue, en morceau

2 oignons verts, grossièrement hachés

Pour la sauce :

¼ tasse d'huile d'olive extra vierge

3 cuillères à soupe de citron fraîchement pressé

1 cuillère à café de moutarde de Dijon

Une pincée de sel

Une pincée de poivre

**Préparation :**

Mettez doucement les œufs dans une casserole d'eau bouillante et laissez cuire 10 minutes. N'hésitez pas à utiliser un minuteur. Ajoutez une cuillère à café de bicarbonate de soude pour aider à retirer la coquille. Sortez du feu, laissez refroidir. Enlever délicatement la coquille, et tranchez grossièrement les œufs. Mettez dans un bol.

Ajoutez la laitue, les pois chiches et la roquette. Mélangez.

Dans un petit bol, intégrez tous les ingrédients pour la sauce et remuez bien. Arrosez la salade et servez.

**Valeur nutritionnelle par portion :** Kcal : 318, Protéines : 31g, Glucides : 27g, Lipides : 19g

## 5.    Boulettes de Fromage

**Ingrédients :**

110 gr de fromage frais (type "cottage"), émietté

55 gr de cheddar, strié

2 œufs bio

85 gr de farine tout-usage

Une pincée de poivre, moulu

1 cuillère à soupe d'huile végétale

½ cuillère à soupe de cumin, moulu

55 gr de chapelure

**Préparation :**

Battez délicatement un œuf dans un saladier. Saupoudrez de cumin, sel et poivre. Mélangez énergiquement avec une fourchette. Ajoutez tout le fromage et 30 grammes de farine et remuez encore une fois.

Formez des boules avec la préparation.

Battez un œuf et réservez.

D'abord, roulez les boules dans la farine, trempez dans l'œuf, et roulez de nouveau dans la chapelure.

Mettez l'huile végétale sur une plaque du four préchauffé à 190°C.

Placez délicatement les boulettes sur la plaque et laissez cuire 10 minutes. Sortez du four et laissez refroidir quelques minutes.

Servez chaud avec de la crème ou du yaourt.

**Valeur nutritionnelle par portion :** Kcal : 125, Protéines : 5.8g, Glucides : 16.6g, Lipides : 6.3g

## 6.    Salade de Courgette Grillée et sa Sauce au Poivre Maison

**Ingrédients :**

3 oignons verts, hachés

1 grosse courgette, découpée en tranches de 2,5cm

1 petite aubergine, tranchée

2 poivrons rouges, hachés

1 poivron jaune, haché

½ tasse de ricotta (facultatif)

½ tasse d'olives vertes (j'utilise des olives farcies au poivron rouge)

4 gousses d'ail, écrasées

Une poignée de persil, grossièrement haché

¼ de tasse d'huile d'olive extra vierge

Une pincée de sel

Une pincée de poivre

Huile végétale pour le grill

Pour la sauce :

1 grosse tomate, hachée finement

1 poivron rouge, haché finement

1 petit oignon, pelé et haché finement

1 cuillère à soupe de sauce tomate

1 gousse d'ail

2 cuillères à soupe d'huile d'olive extra vierge

Une pincée de sel

**Préparation :**

Lavez et découpez l'aubergine et la courgette. Saupoudrez de sel et réservez pendant dix minutes. Cela permettra de réduire l'amertume des légumes.

Préchauffez le grill (de cuisine ou extérieur) et enduisez-le d'huile végétale – deux cuillères à soupe devraient être suffisantes. Mettez l'aubergine et la courgette à griller pendant dix minutes, en retournant de temps en temps, jusqu'à ce que vos légumes soient grillés et croustillants. Réservez.

Maintenant, faites griller les poivrons pendant 4-5 minutes. Attention à ne pas trop les laisser cuire. Vous les voulez légèrement dorés mais encore fermes.

Mettez l'aubergine, la courgette et les poivrons dans un saladier. Ajoutez les oignons hachés et les olives. Mélangez bien et réservez.

Maintenant, vous devez préparer la marinade. Mélangez l'huile d'olive extra vierge, l'ail écrasé, le persil, le sel et le poivre. Arrosez la salade avec la marinade. Servez avec une sauce au poivre maison et agrémenté de ricotta (facultatif).

Pour la sauce :

Mélangez simplement les ingrédients au mixeur jusqu'à obtenir un mélange homogène. Conservez dans un récipient en verre avec un couvercle étanche.

**Valeur nutritionnelle par portion :** Kcal : 201, Protéines : 5g, Glucides : 19g, Lipides : 9.6g

## 7.    Wraps Doux

**Ingrédients :**

500 gr de blancs de poulet, coupé en dés

1 tasse de haricots verts, précuits

½ de fromage frais (type "cottage"), émietté

½ oignon rouge, haché

Une pincée de poivre, moulu

Une pincé de sel

4 tortillas au blé complet

1 cuillère à soupe d'huile végétale

¼ de tasse d'origan, haché

**Préparation :**

Faites chauffez l'huile dans une poêle à feu moyen-vif. Faites cuire la viande pendant une dizaine de minutes. Ajoutez les oignons et le poivre moulu et laissez cuire encore 3-4 minutes.

Mixez ensemble le fromage et les haricots verts au mixeur pendant 30 secondes. Versez le mélange dans la poêle avec la viande et faites frire. Réduisez à feu doux et laissez mijoter deux minutes supplémentaires.

Divisez le mélange en parts égales et nappez-en les tortillas. Roulez et servez chaud.

**Valeur nutritionnelle par portion :** Kcal : 450, Protéines : 22.4g, Glucides : 32.7g, Lipides : 28.5g

## 8.    Pancakes aux Cerises

**Ingrédients :**

1 tasse de farine tout usage

2 gros œufs

2 cuillères à soupe de miel

1 cuillère à soupe d'extrait de vanille

1 cuillère à soupe de levure

1 tasse de lait,

5 cuillères à soupe de crème

2 tasses de cerises fraîches, coupées en deux

2 cuillères à soupe d'huile pour la poêle

**Préparation :**

Mélangez tous les ingrédients secs dans un saladier. Battez bien et intégrez délicatement la tasse de lait, les 2 œufs et une cuillère à soupe de crème. Couvrez et laissez reposer environ 7-10 minutes.

Pendant ce temps, préchauffez un peu d'huile à feu moyen dans une poêle non adhérente de taille moyenne. 1 cuillère à soupe devrait suffire pour les deux premiers pancakes.

Vous pourrez en rajouter par la suite. Versez un peu de préparation à pancakes dans la poêle. Faites frire environ une minute de chaque côté, jusqu'à ce qu'une légère couleur brune apparaisse sur chaque face. Déposez dans une assiette.

Dans un autre bol, mélangez deux tasses de cerises fraîches avec 5 cuillères à soupe de crème. Battez au mixeur pendant une trentaine de secondes.

Recouvrez les pancakes de deux cuillères à soupe de cette préparation et servez.

**Valeur nutritionnelle par portion :** Kcal : 510, Protéines : 14.3, Glucides : 87.5g, Lipides : 13.3g

## 9.    Noisettes Grillées aux Gruau de Sarrasin

**Ingrédients :**

1 tasse de gruau de sarrasin

2 tasses de lait écrémé

1 cuillères à café d'extrait de noisette

¼ de tasse de noisettes grillées, hachées

1 cuillère à soupe de miel

½ cuillère à café de cannelle, moulue

**Préparation :**

Faites bouillir le lait à feu moyen. Ajoutez le gruau de sarrasin et réduisez le feu. Laissez mijoter pendant 10 minutes, en remuant constamment. Lorsque le gruau commence à épaissir, retirez du feu.

Incorporez l'extrait de noisettes, le miel et la cannelle moulue. Divisez le mélange en boulettes de même taille et recouvrez de noisettes grilles.

Servez.

**Valeur nutritionnelle par portion :** Kcal : 140, Protéines : 2.3g, Glucides : 21.4g, Lipides : 5.2g

## 10. Muffins aux Mûres et aux Noisettes

**Ingrédients :**

½ tasse de mûres fraiches

1 de farine tout usage

½ tasse de farine de riz

½ tasse de miel

1 cuillère à café de levure

¼ de tasse de noisettes, moulues

1 cuillère à café d'extrait de vanille

2 gros œufs

¼ de tasse d'huile de colza

1 tasse de lait

1 tasse d'eau

**Préparation :**

Préchauffez votre four à 350°C.

Mélangez tous les ingrédients secs dans un saladier. Incorporez les œufs, l'huile de colza, le lait et l'eau. Mélangez bien au batteur électrique.

Façonnez les muffins avec cette préparation, en utilisant des moules à muffins.

Déposez sur une plaque recouverte de papier caisson. Laissez cuire 20 minutes environ.

Servez accompagné de mûres fraîches ou de confiture de mûres.

**Valeur nutritionnelle par portion :** Kcal : 383, Protéines : 7.4g, Glucides: 65.5g, Lipides : 8.3g

## 11.    Graines de Chia au Yaourt Grec Chia

**Ingrédients :**

1 tasses de yaourt grec

3 cuillères à soupe de grains de chia

1 cuillère à café d'amandes en poudre

1 cuillère à soupe de miel

**Préparation :**

Mélangez 3 cuillères à soupe de graine de chia à une tasse de yaourt.

Ajoutez une cuillère à café d'amandes en poudre et une cuillère à café de miel.

Utilisez une fourchette ou un batteur électrique pour obtenir un mélange homogène. Versez dans un bol ou des verres et mettez au réfrigérateur pendant 30 minutes.

**Valeur nutritionnelle par portion :** Kcal : 150, Protéines : 17.4g, Glucides : 17.8g, Lipides : 3.2g

## 12.    Salade de Poulet Aigre-Doux

**Ingrédients :**

4 gros morceaux de blanc de poulet, désossés

1 oignon de taille moyenne, haché

1 petit piment

½ tasse de bouillon de poulet

¼ de tasse de jus d'orange frais

1 cuillère à café d'extrait d'orange

2 cuillère à soupe d'huile d'olive

1 cuillère à café de mélange pour sauce barbecue

1 tasse de laitue Iceberg, finement hachée

1 un petit oignon rouge, haché

**Préparation :**

Faites chauffer l'huile d'olive dans une grande casserole. Ajoutez les oignons émincés hachés et laissez frire pendant quelques minutes à feu moyen, jusqu'à obtenir une couleur dorée.

Mélangez le piment, le jus d'orange et l'extrait d'orange. Battez au mixeur pendant 20-30 secondes. Ajoutez cette préparation dans la casserole et mélangez bien. Réduisez le feu et laissez mijoter.

Nappez le poulet de préparation pour sauce barbecue et mettez-le dans la casserole. Ajoutez le bouillon de poulet et faites bouillir. Cuisez à feu moyen jusqu'à évaporation de l'eau. Retirez du feu.

Servez avec a laitue hachée et les oignons rouges.

**Valeur nutritionnelle par portion :** Kcal : 172, Protéines : 23.2g, Glucides : 15.8g, Lipides : 15.6g

## 13.  Quinoa & Paella aux Crevettes

**Ingrédients :**

500 gr de crevettes surgelées, pelées et déveinées

1 tasse de quinoa sec

2 tasses de bouillon de poulet

1 oignon moyen, en dés

2 gousses d'ail, émincées

1 cuillère à soupe d'huile d'olive

1 feuille de laurier, finement hachée

½ cuillère à café de poivre rouge, moulu

½ cuillère à café de poivre vert, moulu

½ cuillère à café de poivre noir, moulu

Une pincée de sel

½ tasse de tomates séchées, hachées

1 tasse de riz complet

1 cuillère à soupe de préparation pour fruits de mer

## Préparation :

Utilisez les instructions écrites sur la boite pour préparer le quinoa. Pendant ce temps, lavez et décortiquez les crevettes. Saupoudrez-les d'un peu de sel et laissez reposer au réfrigérateur.

Dans une grande casserole, faites chauffer l'huile d'olive à feu moyen. Ajoutez les oignons et faites frire pendant environ 5 minutes. Ajoutez l'ail et faites sauter une minute environ. Puis insérez le quinoa, les crevettes, le bouillon de poulet et les épices. Couvrez jusqu'à ébullition. Réduisez le feu au minimum et laissez mijoter encore 10-15 minutes, jusqu'à absorption complète de l'eau.

Versez 3 tasses d'eau dans une casserole de taille moyenne. Faites bouillir et cuire le riz pendant 15 minutes à feu moyen, jusqu'à évaporation complète de l'eau. Remuez de temps en temps. Réservez.

Retirez la première casserole du feu et ajoutez les tomates séchées et le riz cuit. Couvrez et laissez reposer 5 minutes avant de servir.

**Valeur nutritionnelle par portion :** Kcal : 402, Protéines : 37.9g, Glucides : 44.6g, Lipides : 9.6g

## 14.    Raviolis aux Épinards

**Ingrédients :**

2 tasses de farine de sarrasin

1 tasse de farine de riz

2 tasses d'eau

3 œufs bio

3 blancs d'œufs

6 cuillères à soupe d'huile d'olive

2 tasses d'épinards, hachés

1 tasse de fromage frais (type "cottage"), émietté

1 tasse de yaourt

Une pincée de sel

Une pincée de poivre

**Préparation :**

Dans un grand saladier, mélangez les farines de sarrasin et de riz, l'eau les œufs, les œufs blancs, l'huile d'olive et une pincée de sel, jusqu'à obtenir une pâte lisse. Couvrez et laissez reposer une trentaine de minutes.

Faites brièvement bouillir les épinards dans de l'eau salée, séchez et coupez. Mélangez au fromage, au yaourt, avec un peu de sel et de poivre.

Roulez la pâte finement, coupez en petits cercles à l'aide de moules et placez une boule de farce dans chacune d'entre elles. Refermez la deuxième partie de la pâte et pressez les bords à l'aide d'une fourchette afin que la farce ne s'échappe pas.

Faites cuire les raviolis dans de l'eau bouillante salée avec un peu d'huile d'olive environ 15 minutes. Egouttez et servez.

**Valeur nutritionnelle par portion :** Kcal : 362, Protéines : 15.2g, Glucides : 59.8g, Lipides : 6.3g

## 15.   Parfait au Miel Doux

### Ingrédients :

2 cuillères à soupe de cacao en poudre, moulu

2 tasses de lait écrémé

2 cuillères à soupe de crème fouettée

¼ de tasse de miel

½ tasse d'amandes, grillées

### Préparation :

Faites chauffer le lait à feu très doux. Ajoutez la crème et battez bien. Ne laissez pas bouillir ! Retirez du feu et ajoutez le chocolat.

Remuez jusqu'à ce que le chocolat fonde. Réservez et laissez cuire un moment.

Ajoutez le miel et les amandes. Mélangez à la crème fouettée et laissez reposer une nuit.

Servez.

**Valeur nutritionnelle par portion :** Kcal : 321, Protéines : 18.7g, Glucides : 41.5g, Lipides : 11.7g

## 16.   Cubes de Noix de Coco

**Ingrédients :**

3 gros morceaux de blancs de poulet, sans peau et sans os

1 tasse de copeaux de noix de coco, sans sucre

½ tasse de farine tout usage

1 gros œuf

2 blancs d'œufs

1 tasse de lait écrémé

Une pincée de poivre rouge, moulu

3 cuillères à soupe d'huile de coco

**Préparation :**

Lavez et dégraissez le poulet. Coupez en aiguillettes de 2,5 cm d'épaisseur. Saupoudrez-les de poivre et placez-les dans un saladier.

Ajoutez la farine, le lait, les œufs et les blancs d'œufs. Mélangez bien. Plongez le poulet dans cette préparation. Ajoutez la noix de coco, remuez et retirez la partie de la préparation qui serait en excès.

Faites chauffer l'huile de coco à feu moyen. Faites frire vos aiguillettes de poulet pendant une dizaine de minutes. Retirez la casserole du feu et servez.

**Valeur nutritionnelle par portion :** Kcal : 257, Protéines : 14.8g, Glucides : 23.6g, Lipides : 11.7g

## 17.   Salade Chaude de Calamars

**Ingrédients :**

1 kg de calamars frais, en lamelles

¼ de tasse d'huile d'olive extra vierge

500 gr de blancs de dinde, finement tranchée

Une pincée de sel

2 cuillères à soupe de vinaigre de cidre

1 laitue fraîche, découpée

Une poignée de mâche, découpée

Une poignée de roquette fraîche, découpée

Une pincée de poivre blanc, fraîchement moulu

**Préparation :**

Lavez et coupez les calamars dans le sens de la longueur en utilisant un couteau aiguisé. Nettoyez l'intérieur et coupez en lamelles. Réservez.

Lavez les légumes verts et mélangez dans un saladier. Salez, poivrez, et réservez.

Faites chauffez un peu d'huile d'olive à feu moyen-vif et faites cuire les blancs de dinde. Faites frire brièvement de chaque côté (environ 3-4 minutes, mais tout dépend de la taille de vos morceaux). Retirez du feu. Ajoutez encore un peu d'huile d'olive et faites chauffer de nouveau. Faites cuire les calamars 10-15 minutes, jusqu'à ce qu'ils soient tendres. Retirez du feu.

Mélangez la dinde et les calamars avec la salade verte. Ajoutez encore un peu d'huile d'olive, le vinaigre de cidre et le poivre. Mélangez bien et servez immédiatement.

**Valeur nutritionnelle par portion :** Kcal : 240, Protéines : 53.2g, Glucides : 5.1g, Lipides : 25.5g

## 18.    Cuisses de Dinde à l'Ail

**Ingrédients :**

10 cuisses de dinde de taille moyenne

1 tasse de bouillon de dinde

2 oignons de taille moyenne, hachés

3 gousses d'ail, moulues

2 petits piments, hachés

Une pincée de sel

Une pincée de poivre noir, moulu

1 cuillère à soupe d'origan séché, haché

¾ de tasse de farine tout usage

1 tasse de riz complet

3 cuillères à soupe d'huile d'olive

**Préparation :**

Lavez et égouttez les cuisses de dinde. Réservez.

Mélangez le sel, le poivre et l'origan dans un bol. Saupoudrez sur la dinde. Roulez ensuite les cuisses dans la farine.

Faites chauffer l'huile d'olive à feu moyen, et faites frire la dinde environ 5 minutes de chaque côté. Retirez de la casserole.

Ajoutez les oignons et l'ail dans cette même casserole et laissez frire environ 5 minutes, en remuant constamment. Ajoutez le bouillon de dinde et portez à ébullition.

Ajoutez le riz et les piments, laissez cuire 10-15 minutes. Retirez du feu. Intégrez les cuisses de dinde, couvrez et laissez mariner une trentaine de minutes avant de servir.

**Valeur nutritionnelle par portion :** Kcal : 85, Protéines : 12.6g, Glucides : 9.7g, Lipides : 13.6g

## 19.　Farinata aux Œufs et Amandes

**Ingrédients :**

1 tasses de farine d'amandes

4 oignons, hachés

2 œufs bio

2 poivrons rouges, hachés

1 cuillère à café de poivre

Menthe fraîche

2 poivrons verts, hachés

1 cuillère à café de cumin

Une pincée de sel

**Préparation :**

Préchauffez votre four à 180°C.  Mélangez la farine d'amandes, les oignons et les poivrons rouges. Intégrez les œufs et battez jusqu'à obtenir une pâte lisse.

Saupoudrez de cumin, de poivre et de sel. Mélangez bien.

Versez le tout dans un moule et placez au four. Laissez cuire 10 minutes.

Servez chaud.

## 20. Choux de Bruxelles Tendres à l'Huile d'Olive et à l'Ail

**Ingrédients :**

500 gr de choux de Bruxelles, entiers

4 gousses d'ail, finement hachées

¼ de tasse d'huile d'olive

½ cuillère à café de sel

Une pincée de poivre noir, fraîchement moulu

**Préparation :**

Préchauffez votre four à 200°C.

Placez les choux de Bruxelles dans un récipient d'eau bouillante. Réduisez à feu moyen et laissez cuire 20 minutes, jusqu'à ce qu'ils s'attendrissent. Retirez du feu et transférez dans un saladier.

Dans un autre saladier, mélangez l'huile d'olive, l'ail, le sel et le poivre. Remuez bien et mettez de côté.

Placez du papier cuisson sur une plaque, mettez-y les choux de Bruxelles, sur une seule ligne, et badigeonnez de la préparation à base d'huile d'olive. Laissez cuire 20 minutes.

Servez chaud avec le reste de préparation à l'huile d'olive.

**Valeur nutritionnelle par portion :** Kcal : 129, Protéines : 7g, Glucides : 19g, Lipides : 13.8g

## 21. Escalope d'Agneau au Jus de Citron

**Ingrédients :**

1,4 kg d'escalopes d'agneau, sans os

1 tasse de riz pour risotto, (ou de riz complet)

5 cuillères à soupe d'huile d'olive

½ tasse de jus de citron

5 gousses d'ail, émincées

1 cuillère à café de sel

½ cuillère à café de poivre noir, moulu

**Préparation :**

Lavez et coupez les escalopes en dés. Réservez.

Préchauffez votre four à 180°C. Graissez un plat avec une cuillère à soupe d'huile d'olive et placez-y la viande.

Dans un saladier, mélangez le reste d'huile d'olive, le jus de citron, l'ail, le sel et le poivre. A l'aide d'une cuillère, répartissez le riz sur les bords intérieurs du plat. Versez la préparation à base de jus de citron sur la viande et le riz.

Laissez cuire 50 minutes environ et servez chaud.

**Valeur nutritionnelle par portion :** Kcal : 350, Protéines : 21.7g, Glucides : 46.4g, Lipides : 12.3g

## 22.    Saumon Crémeux au Yaourt Grec

**Ingrédients :**

500 gr de saumon frais, découpé en lamelles de 2,5cm d'épaisseur

1 tasse de lait écrémé

3 gros œufs

1 cuillère à café d'ail en poudre

½ cuillère à café de poivre rouge, moulu

½ cuillère à café de sel

1 tasse de yaourt grec

1 cuillère à soupe d'huile végétale

**Préparation :**

Mélangez le lait, les œufs, l'ail en poudre, le poivre rouge, le sel et le yaourt grec dans un saladier. Placez-y les lamelles de saumon, couvrez et laissez mariner pendant environ une heure.

Préchauffez votre four à 180°C.

Prenez un petit plat et graissez-le avec l'huile végétale. Placez-y les lamelles de saumon ainsi que la marinade. Laissez cuire 35 minutes.

Sortez du four et coupez en 4 parts égales.

Servez chaud.

**Valeur nutritionnelle par portion :** Kcal : 198, Protéines : 31.5g, Glucides : 3.6g, Lipides : 6.9g

## 23.    Chia Aigres-Douces aux Champignons

**Ingrédients :**

2 tasses de boutons de champignons, coupés

1 tasse de grains de chia

1 kg de filets de poulets, sans os

1 + 1/3 de tasse de bouillon de poulet

¼ de tasse de lait écrémé

1 cuillère à soupe d'huile d'olive

¾ de cuillère à café de sel de mer

½ cuillère à café de poivre noir, moulu

1 cuillère à café de romarin frais, haché

4 cuillère à café de farine tout usage

2 cuillères à café de persil, haché

**Préparation :**

Lavez et séchez les filets de poulet.

Préchauffez votre four à 150°C.

Mettez les graines de chia dans une casserole, couvrez avec de l'eau et portez à ébullition. Laissez cuire environ 20 minutes, jusqu'à ce que les grains soient tendres. Retirez du feu et égouttez.

Mélangez le sel, le poivre, l'huile, le lait écrémé et le romarin dans un bol. Utilisez un pinceau de cuisine pour badigeonner cette préparation sur le poulet.

Placez les filets de poulet au fond d'un plat. Puis placez une couche de graines de chia et de champignons.

Mélangez le bouillon de poulet avec la farine et versez sur le poulet. Laissez cuire 35 minutes environ, jusqu'à ce que le plat dore. Retirez du four et saupoudrez de persil frais. Servez chaud.

**Valeur nutritionnelle par portion :** Kcal : 173, Protéines : 25.7g, Glucides : 12.5g, Lipides : 8.4g

## 24. Blanc de Dinde Crémeux au Fromage de Chèvre

**Ingrédients :**

500 gr de blancs de dinde hachés

½ tasse de yaourt grec

½ tasse de bleu

½ tasse de fromage de chèvre

3 blancs d'œufs

1 cuillère à soupe de curry moulu

1 cuillère à café de beurre d'amandes

1 cuillère à café de vinaigre de pommes

1 cuillère à soupe de persil séché

Huile végétale en spray

8 tranches de pain complet, ou de sarrasin (sans gluten)

**Préparation :**

Dans un saladier, mélangez le yaourt grec avec le bleu, le fromage de chèvre et les blancs d'œufs. Remuez bien à l'aide d'une fourchette afin d'obtenir un mélange onctueux. Ajoutez le curry moulu et le vinaigre. Mélangez bien.

Vaporisez du spray d'huile végétale dans une grande casserole. Faites chauffer à feu moyen. Mettez-y la dinde hachée et laissez frire une dizaine de minutes, en remuant constamment. Puis ajoutez la préparation au fromage, le beurre d'amandes et le persil séché. Laissez cuire environ 5 minutes, jusqu'à ce que le fromage fonde. Sortez du feu.

Répartissez cette préparation sur les tranches de pain et servez.

**Valeur nutritionnelle par portion :** Kcal : 412, Protéines : 25.7g, Glucides : 48.7g, Lipides : 12.8g

## 25. Saucisses de Dinde aux Épinards

**Ingrédients :**

225 gr d'Andouilles de dinde bio, sans peau et hachées

2 cuillères à soupe de poivre doux, coupé

2 cuillères à soupe d'oignons, émincés

½ tasse de jeunes épinards, finement coupés

2 œufs bio, brouillés

1 tomate de taille moyenne, en tranche

1 petit avocat, pelé et dénoyauté

2 tortillas

1 cuillère à soupe d'huile végétale

**Préparation :**

Faites chauffez l'huile dans une poêle à feu moyen-vif.

Faites cuire les saucisses jusqu'à ce qu'elles soient bien dorées. Videz l'excès d'huile, et mettez les oignons, le poivre doux, et les épinards dans la poêle. Faites revenir pendant 5 minutes, jusqu'à ce que les oignons et le poivre soient tendres, et que les épinards se ramollissent.

Répartissez une couche de légumes sautés sur chaque tortilla, puis ajoutez une couche d'œufs brouillés, de saucisses, et des tranches d'avocat et de tomate.

Pliez le bas de la tortilla, puis repliez chaque côté et, enfin, roulez en forme de burrito.

**Valeur nutritionnelle par portion :** Kcal : 364, Protéines : 21.6g, Glucides : 14.9g, Lipides : 24.2g

## 26.    Frittata de Saumon Fumé

**Ingrédients :**

1 cuillère à café de beurre clarifié (Ghee)

4 œufs de poule, battus

1 filet de saumon fumé

1 tomate de taille moyenne, coupée en dés

1 petit oignon, coupé en dés

½ avocat bien mûr, en tranches fines

1 cuillère à soupe d'oignons verts, hachés

**Préparation :**

Faites chauffez le ghee dans une poêle à feu moyen-doux. Enduisez la poêle uniformément avec le ghee et faites revenir les oignons et les tomates, jusqu'à ce qu'ils soient bien tendres.

Ajoutez le saumon émietté. Laissez cuire 3 minutes et mettez dans un plat.

Versez les œufs battus dans la poêle et répartissez uniformément. Recouvrez des légumes sautés et du saumon. Réduisez à feu doux et couvrez la poêle. Laissez cuire jusqu'à ce que le fond soit doré et que les bords commencent à se détacher.

Déposez sur un plat et divisez en deux parts.

Recouvrez de tranches d'avocat et d'oignons verts hachés.

Servez immédiatement.

**Valeur nutritionnelle par portion :** Kcal : 204, Protéines : 18.3g, Glucides : 13.4g, Lipides : 10.5g

## 27. Rouleaux de Veau

**Ingrédients :**

8 escalopes de veau

2 courgettes de taille moyenne, coupées en quartiers

½ cuillère à soupe d'ail en poudre

3 cuillères à soupe de vinaigre balsamique

2 cuillères à soupe d'huile d'olive extra vierge

1 cuillère à café de sel

1 cuillère à café de poivre noir frais, écrasé

**Préparation :**

Préchauffez un grill à charbon ou à gaz à température moyenne et enduisez-le légèrement d'huile.

Mettez les escalopes de veau à plat et attendrissez-les à l'aide d'un maillet. Assaisonnez avec le sel et le poivre noir. Réservez.

Mélangez le vinaigre balsamique et l'huile d'olive dans un bol et réservez. Saupoudrez les courgettes de sel, de poivre et d'ail en poudre et faites griller 2 minutes de chaque côté. Retirez-les ensuite du grill.

Enroulez les courgettes dans une escalope de veau et fermez à l'aide d'un cure-dents.

Enduisez uniformément les escalopes de la préparation à base d'huile et de vinaigre. Faites griller pendant 3 à 4 minutes de chaque côté. Retournez régulièrement afin que le veau soit bien cuit partout. Retirez du grill, mettez dans un plat et retirez les cure-dents.

Servez immédiatement.

**Valeur nutritionnelle par portion :** Kcal : 450, Protéines : 22.6g, Glucides : 72.6g, Lipides : 14.8g

## 28. Saumon Cuit aux Asperges

**Ingrédients :**

2 filets de saumon

1 cuillères à soupe de beurre clarifié (Ghee)

1 cuillère à café d'origan séché, haché

½ cuillère à café de sel

½ cuillère à café de poivre noir, moulu

12 pointes d'asperges moyennes

4 rondelles de citron

½ cuillère à café d'oignons bio, tranché finement

1 cuillère à café de persil frais, haché

**Préparation :**

Préchauffez votre four à 200°C.

Assaisonnez les filets avec l'origan, le sel et le poivre, des deux côtés, et enduisez légèrement de ghee.

Préparez deux feuilles d'aluminium de 25-30 cm et mettez-les de côté. Placez 6 asperges au centre de chaque feuille et recouvrez-les avec un filet. Puis, recouvrez chaque filet de deux rondelles de citron et d'oignons, repliez les deux côtés de la feuille d'aluminium, ainsi que le haut et le bas afin d'empapilloter les filets.

Mettez sur une plaque et laissez cuire pendant 20 minutes. Sortez du four, placez dans un plat et laissez refroidir 5 minutes.

Ouvrez les papillotes, transférez les filets et asperges sur un plat et servez immédiatement.

**Valeur nutritionnelle par portion :** Kcal : 293, Protéines : 29.6g, Glucides : 24.7g, Lipides : 8.8g

## 29.    Blancs de Poulet au Citron Poivré

**Ingrédients :**

6 blancs de poulet bio, sans peau et sans os

1 tasse d'huile d'olive extra vierge

4 cuillères à soupe de jus de citron

4 cuillères à soupe de jus de citron vert

1 cuillère à soupe d'ail, émincé

½ tasse d'oignons rouges, coupés

½ cuillère à café de poivre noir, moulu

½ cuillère à café de sel

**Préparation :**

Mélangez tous les ingrédients de la marinade dans un saladier. Plongez le poulet dans la marinade. Couvrez le saladier et laissez reposer au réfrigérateur au moins 12 heures.

Préchauffez un grill à charbon ou à gaz et enduisez-le légèrement d'huile.

Faites griller le poulet mariné 10 minutes de chaque côté. Enduisez régulièrement le poulet de marinade pour accentuer la saveur. Vérifiez la cuisson avant de retirer du grill.

Mettez dans un plat et laissez refroidir 5 minutes avant de servir.

**Valeur nutritionnelle par portion :** Kcal : 367, Protéines : 50.1g, Glucides : 9.5g, Lipides : 17.8g

## 30.    Galettes de Potiron

**Ingrédients :**

1 tasse de potiron, râpé

1 de chou frisé frais, haché

2 cuillères à soupe d'oignons verts, hachés

¼ de tasse de farine tout usage

3 œufs bio

1 tasse de fromage de chèvre

2 cuillères à soupe de beurre clarifié (Ghee)

½ cuillère à café de sel

½ cuillère à café de poivre noir, moulu

**Préparation :**

Mélangez la farine, le sel et le poivre dans un saladier et intégrez le potiron râpé, les oignons verts, le chou frisé et le fromage de chèvre. Remuez bien tous les ingrédients.

Battez légèrement les œufs et versez-les dans le saladier. Mélangez jusqu'à ce que les ingrédients soient bien incorporés et divisez en 8 parts égales. Aplatissez chaque portion à la main pour former des galettes.

Faites chauffer le beurre dans une poêle à feu moyen-vif, et faites frire les galettes séparément. Faites frire environ 3 à 4 minutes de chaque côté.

Quand toutes les galettes sont cuites, mettez dans un plat et servez immédiatement.

**Valeur nutritionnelle par portion :** Kcal : 162, Protéines : 8.8g, Glucides : 30.6g, Lipides : 3.9g

## 31.    Salade de Thon aux Tomates

**Ingrédients :**

2 tasses de thon à l'eau, égoutté et émietté

1 petit oignon, émincé

2 tomates rouges de taille moyenne, coupées en morceaux

½ tasse de coriandre fraîche, hachée

1 citron vert, en jus

110 gr de fromage de chèvre

½ cuillère à café de sel

½ cuillère à café de poivre noir, moulu

**Préparation :**

Mettez les tomates, l'oignon et la coriandre dans un saladier et mélangez au jus de citron vert.

Emiettez le thon, assaisonnez de sel et poivre, et ajoutez aux autres ingrédients dans le saladier. Mélangez délicatement placez dans des bols.

Servez avec le fromage de chèvre émietté par-dessus.

**Valeur nutritionnelle par portion :** Kcal : 150, Protéines : 15.7g, Glucides : 11.5g, Lipides : 6.3g

## 32.    Feuilles de Vigne Farcies

**Ingrédients :**

225 gr de feuilles de vigne

500 gr de bœuf haché

2 oignons de taille moyenne, coupés

2 cuillères à soupe d'huile végétale

½ cuillère à café de sel

1 cuillère à café de menthe, finement hachée

Une pincée de poivre noir moulu

**Préparation :**

Placez les feuilles de vigne dans un récipient d'eau bouillante avec une pincée de sel. Laissez cuire deux minutes. Rincez à l'eau froide et égouttez bien.

Mettez la viande, les oignons, le sel et le poivre dans un saladier. Mélangez bien.

Mettez à peu près deux cuillères à soupe de cette préparation au centre de chaque feuille de vigne. Roulez délicatement replies les bords. Répétez jusqu'à ce que vous ayez utiliser tous les ingrédients.

Placez les rouleaux dans un récipient profond. Ajoutez suffisamment d'eau pour recouvrir les rouleaux et recouvrez de la menthe fraîchement coupée. Mettez un couvercle et laissez mijoter 50 minutes.

Servez chaud.

**Valeur nutritionnelle par portion :** Kcal : 207, Protéines : 13.2g, Glucides : 18.8g, Lipides : 30.2g

## 33. Bœuf Chinois au Bambou

**Ingrédients :**

1 kg de bœuf haché

1 tête de chou de taille moyenne, râpé

1 tasse de pousses de bambou, en julienne

1 morceau de gingembre de 2,5 cm, en julienne

3 cuillères à soupe d'ail, émincé

1 tasse de bouillon de légumes

½ tasses d'oignons verts, finement coupés

2 cuillères à soupe de grains de sésame, grillées

½ cuillère à café de poivre noir, moulu

1 cuillère à café de beurre

**Préparation :**

Mettez le bœuf haché dans une poêle à feu moyen-vif.

Laissez cuire 6 à 8 minutes, jusqu'à ce qu'il dore. Ajoutez deux cuillères à café d'ail, laissez cuire 3 minutes et intégrez le gingembre et les pousses de bambou. Assaisonnez avec le poivre et versez ½ tasse de bouillon et les graines de sésame. Laissez cuire encore 3 minutes en remuant régulièrement, puis retirez du feu.

Dans une autre poêle, faites fondre le beurre à feu moyen-vif. Ajoutez le chou, couvrez, et laissez cuire jusqu'à ce qu'il soit tendre.

Découvrez, ajoutez 1 cuillère à café d'ail émincé, et laissez cuire 3 minutes en remuant de temps en temps, et versez l'autre ½ tasse de bouillon. Faites réduire le bouillon de moitié et retirez du feu.

Répartissez le chou sur des assiettes et recouvrez de la préparation de viande hachée et de pousses de bambou.

Servez immédiatement.

**Valeur nutritionnelle par portion :** Kcal : 235, Protéines : 12.5g, Glucides : 7.9g, Lipides : 17.8g

## 34.    Piments au Fromage Frais

**Ingrédients :**

½ tasse de fromage frais (type "cottage")

2 œufs

2 blancs d'œufs

1 cuillère à café d'ail en poudre

¼ de cuillère à café de piment, moulu

Une pincée de sel

Huile végétale en spray

**Préparation :**

Enduisez une grande poêle d'huile végétale. Faites chauffer à feu moyen. Ajoutez le fromage frais, le sel, le piment moulu et l'ail en poudre. Faites cuire 3-4 minutes, en remuant constamment. Séparez les blancs des jaunes d'œufs et ajoutez-les dans la poêle. Cassez les deux œufs restants dans la poêle, remuez bien et laissez cuire encore 2 minutes, jusqu'à ce que les œufs soient à votre goût. Retirez du feu et servez chaud.

**Valeur nutritionnelle par portion :** Kcal : 140, Protéines : 26.6g, Glucides : 35.8g, Lipides : 14.3g

## 35. Donuts de Sarrasin

**Ingrédients :**

1 ½ tasse de farine de sarrasin

½ tasse de farine tout usage

1 cuillère à café de levure

2 tasses de lait écrémé

2 gros œufs

½ tasse de miel

½ cuillère à café de cannelle, moulue

2 cuillères à soupe de beurre, fondu

Huile de cuisson

**Pour le glaçage :**

½ tasse de miel

2 cuillères à soupe de cacao, en poudre

1 cuillère à café d'extrait de vanille

¼ de tasse de lait

1 cuillère à café de beurre, fondu

## Préparation :

Mélangez la farine de sarrasin la farine commune, la levure, le miel et la cannelle dans un saladier. Cassez deux œufs dans le saladier, ajoutez 2 tasses de lait et le beurre fondu. Couvrez et réservez pendant 10-15 minutes. Saupoudrez un peu de farine sur le plan de travail. Déployez la pâte et façonnez vos donuts. Si la pâte est trop collante, saupoudrez légèrement avec de la farine.

Versez de l'huile dans une casserole profonde (5-8 cm de profondeur) et faites chauffer à feu vif.

Pendant ce temps, préparez le glaçage. Mélangez tous les ingrédients dans une petite casserole. Portez à ébullition et retirez du feu. Couvrez et réservez.

Faites frire à feu vif environ deux minutes de chaque côté. Retirez de la poêle, absorbez l'excédent d'huile en utilisant du papier absorbant.

Trempez chaque donut dans le glaçage au chocolat et mettez dans un plat.

Servez chaud ou froid.

**Valeur nutritionnelle par portion :** Kcal : 92, Protéines : 4.2g, Glucides : 11.8g, Lipides : 2.4g

## 36.  Tostadas de Tomates

**Ingrédients :**

1 tasse de tomates cerises, coupées en deux

1 tasse de chou rouge, finement haché

2 blancs de poulet, coupés en gros morceaux

1 cuillère à soupe de sauce chili

1 tasse de crème

½ cuillère à café de sel

1 cuillère à café d'ail, écrasé

1 cuillère à café de persil séché

Une pincée de poivre noir, moulu

2 cuillères à soupe de jus de citron frais

1 cuillère à soupe de miel

1 cuillère à soupe d'origan

3 cuillères à soupe d'huile d'olive

4 tortillas

## Préparation :

Faites chauffer l'huile d'olive à feu moyen-vif. Commencez par faire frire les tortillas une par une. Elles devraient être dorées et croustillantes. Cela prendra environ 3-4 minutes pour chaque tortilla. Retirez l'excédent d'huile à l'aide de papier absorbant.

Mélangez les tomates et l'origan, et mettez-les dans une casserole. Mélangez bien et laissez frire 2-3 minutes à feu moyen. Assaisonnez avec le sel et le poivre. Ajoutez l'ail, le persil et le jus de citron. Mélangez bien, réduisez le feu au minimum et ajoutez le poulet. Laissez mijoter environ 30 minutes, en remuant de temps en temps. Retirez du feu quand la viande est tendre et dorée.

Dans un saladier, mélangez le chou, la crème, la sauce chili et le miel jusqu'à obtenir un mélange onctueux et crémeux.

Recouvrez chaque tortilla avec la préparation au poulet et la sauce à la crème.

Servez chaud.

**Valeur nutritionnelle par portion :** Kcal : 140, Protéines : 11.3 g, Glucides : 9.7g, Lipides : 7.6g

## 37. Avocat Rôti

**Ingrédients :**

3 avocats mûrs de taille moyenne, coupés en deux

6 œufs

3 cuillères à soupe d'huile d'olive

2 cuillères à café de romarin séché

Une pincée de sel

Une pincée de poivre noir, moulu

**Préparation :**

Préchauffez votre four à 180°C

Coupez l'avocat et retirez le noyau. Mettez un œuf dans chaque moitié d'avocat et saupoudrez de romarin, sel et poivre. Graissez une plaque de cuisson avec de l'huile d'olive et déposez-y les avocats. Utiliser une petite plaque afin que les avocats soient bien serrés. Faites cuire au four environ 15-20 minutes.

## 38.    Aubergines Turques aux Amandes et au Fromage

2 aubergines de taille moyenne

2 petits oignons, pelés et émincés

2 gousses d'ail, écrasées

Une poignée de persil, finement haché

1 tomate de taille moyenne, pelée et coupée en petits morceaux

Une pincée de sel

Une pincée de poivre noir, moulu

½ tasse d'huile d'olive extra vierge

1 feuille de laurier, séché et émietté

2 cuillères à soupe d'amandes, finement hachées

**Préparation :**

Préchauffez le four à 150°C. Déposez du papier cuisson sur une plaque.

Coupez les aubergines en deux dans le sens de la longueur. Retirez la chair et mettez-la dans un bol. Ajoutez du sel et du poivre et laissez reposer 5 minutes environ.

Faites chauffer de l'huile à feu moyen-vif. Faites frire les aubergines brièvement, environ 3 minutes de chaque côté, et retirez de la poêle. Retirez l'excès d'huile avec du papier absorbant. Réservez.

Ajoutez les oignons hachés et l'ail dans la même poêle. Faites frire plusieurs minutes, puis ajoutez les tomates. Mélangez bien et laissez mijoter jusqu'à ce que les tomates soient tendres. Ensuite, ajoutez la chair d'aubergines et le reste des ingrédients. Laissez cuire 5 minutes environ et retirez du feu.

Farcir la peau des ½ aubergines de cette préparation et placez au four une quinzaine de minutes, jusqu'à ce qu'elles soient dorées.

Servez chaud avec de la crème (facultative)

**Valeur nutritionnelle par portion :** Kcal : 260, Protéines : 7.8g, Glucides : 45.7g, Lipides : 8.9g

## 39.  Kebab au Yaourt

**Ingrédients :**

500 gr de bœuf ou d'agneau

2 gros oignons, râpés

5 cuillères à soupe d'huile d'olive extra vierge

½ cuillère à café de poivre rouge, écrasé

½ cuillère à café d'origan séché

Une pincée de sel

Une pincée de poivre noir moulu

1 cuillère à soupe de sauce tomate

2 tasses d'eau tiède

1 grosse tomate, coupée en morceaux

½ poivron vert, émincé

1 tasse de yaourt au lait entier, ou de crème (facultatif, cela peut être remplacé par des produits non laitiers que vous avez chez vous)

**Préparation :**

D'abord, mettez les oignons dans un mixeur et battez jusqu'à ce qu'ils soient bien dissous. Transférez le liquide dans un saladier et enlevez la pulpe restante.

Coupez la viande en dés.

Mélangez les épices avec deux cuillères à soupe d'huile d'olive et les oignons. Mélangez bien. Puis ajoutez la viande et remuez le tout ensemble. Recouvrez et réservez.

Ensuite, préchauffez le reste d'huile d'olive à feu moyen. Ajoutez les oignons hachés et l'ail. Faites frire quelques minutes. Réduisez à feu doux. Ajoutez ½ tasse d'eau et laissez mijoter une quarantaine de minutes, en remuant constamment. Mettez plus d'eau si nécessaire. Si vous aimez particulièrement la nourriture épicée, vous pouvez ajouter une pincée de piment en poudre. Mais c'est optionnel.

Pendant ce temps, faites chauffer 2 cuillères à soupe d'huile végétale et ajoutez la viande. Faites frire une dizaine de minutes. Puis, ajoutez la sauce tomate et les oignons. Mélangez bien et laissez cuire cinq minutes supplémentaires. Réservez.

Coupez les légumes en dés et mettez-les dans un plat. Recouvrez avec la viande et versez la sauce tomate par-dessus. Servez immédiatement avec du yaourt ou de la crème.

**Valeur nutritionnelle par portion :** Kcal : 575, Protéines : 29.7g, Glucides : 68.5g, Lipides : 15.4g

## 40. Salade de Crevettes aux Graines de Potiron

**Ingrédients :**

500 gr de crevettes, déveinées

5 cuillères à soupe d'huile d'olive extra vierge

1 cuillère à soupe de jus de citron fraîchement pressé

Une pincée de sel

30 gr de graines de potiron

Une poignée de laitue iceberg, déchiquetée

Une poignée de radicchio, déchiqueté

Une poignée de roquette, hachée

Une poignée de frisée, hachée

Pour la sauce :

¼ de tasse d'huile d'olive extra vierge

¼ de tasse de jus de citron fraîchement pressé

1 cuillère à café de sel

½ cuillère à café de poivre noir fraîchement moulu

## Préparation :

Mélangez les crevettes avec cinq cuillères à soupe d'huile d'olive, le jus de citron et le sel. Réservez 5 à 10 minutes.

Préchauffez un large grill à gaz non adhésif à feu moyen-vif. Mettez-y les crevettes et laissez griller une dizaine de minutes. Retirez du feu et mélangez avec les légumes verts dans un saladier.

Dans un bol, mélangez tous les ingrédients pour la sauce et battez bien. Arrosez sur la salade et ajoutez quelques graines de potiron.

Servez chaud.

**Valeur nutritionnelle par portion :** Kcal : 275, Protéines : 48.5g, Glucides : 28.2g, Lipides : 21.3g

## 41.    Ragoût au Poivrons Rouges

**Ingrédients :**

2 gros poivrons rouges, égrainés et émincés

2 tomates de taille moyenne, coupés en morceaux

½ courgette de taille moyenne, pelée et émincée

1 gros oignon, pelé et haché

2 gousses d'ail, écrasées

3 cuillères à soupe d'huile d'olive

Une pincée de sel

Une pincée de poivre noir, moulu

**Préparation :**

Mélangez les poivrons et les tomates dans un saladier.

Pendant ce temps, faites chauffer l'huile d'olive dans une poêle à feu moyen-vif.

Mettez-y les oignons, l'ail et faites frire jusqu'à ce qu'ils deviennent translucides. Ajoutez les courgettes coupées en morceaux dans la poêle et laissez cuire pendant 5 minutes environ, jusqu'à ce que les courgettes soient tendres.

Puis, ajoutez les tomates et le poivre dans la poêle. Réduisez à feu doux et laissez mijoter 15 minutes supplémentaires.

J'aime ajouter un tout petit peu de piment pour le goût, mais ce n'est qu'une opinion personnelle. Si vous n'êtes pas un grand fan de la nourriture épicée passez cette étape.

Retirez du feu et servez immédiatement.

**Valeur nutritionnelle par portion :** Kcal : 85, Protéines : 2.3g, Glucides : 10.8g, Lipides : 32.5g

## 42.    Salade Chaud-Froid Colorée

**Ingrédients :**

2 gros filets de poulet, 2,5 cm d'épaisseur

200 gr de boutons de champignons frais, tranchés

2 poivrons de taille moyenne, émincés

1 tête de laitue iceberg, finement hachée

150 gr de tomates cerises, coupées en deux

½ cuillère à soupe de vinaigre de pomme

Le jus d'½ citron

1 cuillère à café de sel

Une pincée de poivre noir, moulu

4 cuillères à soupe d'huile d'olive

½ tasse de yaourt au lait d'amande

**Préparation :**

Mélangez les poivrons, les tomates et la laitue dans un saladier. Arrosez de vinaigre et un peu d'huile d'olive. Assaisonnez avec le sel et le poivre. Réservez.

Faites chauffer l'huile d'olive dans une poêle à feu moyen-vif. Ajoutez les champignons et laissez cuire 10 minutes, jusqu'à ce que le liquide s'évapore. Mettez les champignons dans le saladier avec les légumes.

Placez les filets de poulet dans la même poêle et faites frire 4-5 minutes de chaque côté. Retirez du feu et réservez.

Pendant ce temps, mettez les légumes sur un plat. Recouvrez avec les filets de poulet et arrosez de jus de citron et de yaourt au lait d'amande.

**Valeur nutritionnelle par portion :** Kcal : 221, Protéines : 17.2g, Glucides : 4.8g, Lipides : 38.8g

## 43.    Légumes Vapeurs à la Sauce à l'Ail et au Persil

**Ingrédients :**

200 gr de légumes frais de votre choix (j'utilise des brocolis, du chou frisé, des courgettes, et des carottes)

2 petits oignons, pelés et émincés

1 cuillère à soupe de clous de girofle, écrasés

2 feuilles de laurier, séchées

Huile d'olive extra vierge

Pour la sauce :

Une poignée de persil, finement haché

4 gousses d'ail, écrasées

¼ tasse de crème (vous pouvez la remplacer par de la crème d'amande pour plus de goût)

**Préparation :**

Lavez et coupez grossièrement les légumes. Mettez dans un récipient profond et couvrez avec de l'eau. Portez à ébullition et réduisez à feu moyen. Laissez cuire jusqu'à ce que les légumes soient tendres. Retirez du feu et égouttez.

Laissez refroidir un instant et mettez sur un plat. Arrosez d'huile d'olive.

Dans un bol, mélangez la crème avec le persil haché et l'ail écrasé. Mélangez bien et recouvrez-en les légumes.

**Valeur nutritionnelle par portion :** Kcal : 105, Protéines : 4.5g, Glucides : 11.6g, Lipides : 6.3g

## 44.   Brochettes de Bœuf et de Poulet

**Ingrédients :**

500 gr de filet de bœuf, coupés en gros dés

500 gr de blanc de poulet, désossé, sans peau, coupés en gros dés

2 petits poivrons, en lamelles

1 gros oignon, pelé et coupé grossièrement

100 gr de têtes de champignons, entières

½ cuillère à café de sel

Une pincée de poivre noir, fraichement moulu

170 gr d'asperges fraîches, entières

½ tasse + 3 cuillères à soupe d'huile d'olive extra vierge

1 jaune d'œuf

1 cuillère à café de moutarde de Dijon

1 cuillère à café de jus de citron

6-7 brochettes en bois, trempées dans l'eau

## Préparation :

Préchauffez le grill à feu moyen-vif. Dans un saladier, mélangez ½ tasse d'huile d'olive avec le sel et le poivre. Badigeonnez-en les morceaux de viande et laissez reposer 5-6 minutes.

Divisez la viande, les oignons coupés, les poivrons et les champignons entre les brochettes et laissez griller 7-10 minutes, en les badigeonnant constamment d'huile d'olive à l'aide d'un pinceau.

Retirez du feu et réservez. Mettez les asperges sur le même grill pendant 4-5 minutes. Retirez du feu.

Dans un bol, mélangez le jaune d'œuf avec trois cuillères à soupe d'huile d'olive, la moutarde, et le jus de citron. Battez bien et servez avec les brochettes et les asperges.

**Valeur nutritionnelle par portion :** Kcal : 174, Protéines : 32.2g, Glucides : 14g, Lipides : 27.9g

## 45.  Salade de Champignons Chauds à la Sauce Coco

**Ingrédients :**

500 gr de têtes de champignons, en tranche

1 oignon rouge, pelé et tranché

Une poignée de radicchio, haché

3 cuillères à soupe d'huile d'olive

Pour la sauce :

½ tasse de lait de coco

1 cuillère à soupe d'huile de coco

½ cuillère à café de persil séché

1 cuillère à soupe de jus de citron fraîchement pressé

1 gousse d'ail, écrasée

1 cuillère à café d'aneth séchée

1 cuillère à café de moutarde de Dijon

½ cuillère à café de sel

Une pincée de poivre noir

## Préparation :

Mélangez tous les ingrédients pour la sauce jusqu'à obtenir un mélange homogène et lisse. Mettez au réfrigérateur pendant 30 minutes avant de l'utiliser.

Préchauffez l'huile d'olive à feu moyen vif. Faites frire les champignons jusqu'à évaporation de l'eau. Retirez du feu et mélangez avec le radicchio et les oignons.

Arrosez de sauce et servez.

**Valeur nutritionnelle par portion :** Kcal : 173, Protéines : 35g, Glucides : 12.4g, Lipides : 44.7g

## 46.    Foie de Poulet aux Oignons

**Ingrédients :**

225 gr de foie de poulet, coupé en morceaux

2 oignon de taille moyenne, en tranche

1 poivron de taille moyenne, en lamelles, égrainé

Une pincée de poivre noir, moulu

Une pincée de sel

2 cuillères à soupe d'huile d'olive

Quelques feuilles de menthe

**Préparation :**

Préchauffez une cuillère à soupe d'huile d'olive dans une poêle à feu moyen-vif. Ajoutez les oignons, le poivron, le poivre et faites frire 10 minutes. Retirez du feu et réservez.

Puis, préchauffez une autre cuillère à soupe d'huile d'olive dans la poêle à feu moyen-vif. Ajoutez le foie coupé et faites frire 5-7 minutes. Assaisonnez de sel et de poivre. Retirez du feu et placez sur un plat. Ajoutez les légumes et placez quelques feuilles de menthe sur le dessus avant de servir.

**Valeur nutritionnelle par portion :** Kcal : 145, Protéines : 23.6g, Glucides : 5.8g, Lipides : 28.2g

# AUTRES TITRES DU MEME AUTEUR

70 Recettes Efficaces pour Prévenir et Traiter le Surpoids : Brûler les Graisses Rapidement grâce à un Régime Adapté et une Alimentation Intelligente

Par

Joe Correa CSN

48 Recettes pour se Débarrasser de l'Acné : Le Moyen Rapide et Naturel de Régler vos Problèmes d'Acné en Moins de 10 Jours !

Par

Joe Correa CSN

41 Recettes pour prévenir Alzheimer : Réduit ou Elimine vos Symptômes de l'Alzheimer en 30 Jours ou moins !

Par

Joe Correa CSN

70 Recettes Efficaces Contre le Cancer de Sein : Prévenez et Combattez le Cancer du Sein grâce à une Alimentation Intelligente et à des Aliments Puissants.

Par

Joe Correa CSN

www.ingramcontent.com/pod-product-compliance
Lightning Source LLC
Chambersburg PA
CBHW072107040426
42334CB00042B/2541